PRAKTISCHE BEITRÄGE

ZUR

OHRENHEILKUNDE

VON

DR. R. HAGEN,

DOCENT DER OHRENHEILKUNDE AN DER UNIVERSITÄT, PRAKTISCHER ARZT
UND OHRENARZT IN LEIPZIG.

IV.

DR. H. G. KLOTZ: UEBER OHRPOLYPEN.

LEIPZIG
VERLAG VON VEIT & COMP.
1868.

VORWORT.

Die Anregung zu vorliegender Arbeit gab der Unterzeichnete und lieferte zumeist auch das betr. Material. Dadurch wird es gerechtfertigt sein, dass sie als ein Theil seiner praktischen Beiträge zur Ohrenheilkunde erscheint.

Leipzig, im September 1868.

Dr. Hagen.

Ueber Ohrpolypen.

Man hat von Alters her wie an verschiedenen andern Körperstellen auch am Ohre diejenigen Neubildungen, welche mit einem mehr oder weniger dünnen Stiel auf dem Muttergewebe aufsitzend, frei in die Höhle dieses Organes oder aus derselben hervorragen, mit dem Namen Polypen bezeichnet, ohne weiter auf ihr sonstiges Verhalten, namentlich auf die histologische Beschaffenheit derselben Rücksicht zu nehmen. Unter den pathologischen Zuständen des Ohrs, welche so lange und zum Theil sogar bis heute ihrem Wesen und besonders den zu Grunde liegenden anatomischen Veränderungen nach unbekannt geblieben sind, waren es diese Neubildungen, welche, obgleich nicht eben zu den häufigsten Erkrankungsformen gehörend, ziemlich bald die Augen der Forscher auf sich zogen, so dass wir derselben schon sehr frühzeitig in den bis auf unsere Tage erhaltenen medicinischen Schriften Erwähnung gethan finden. So bei Celsus, welcher überhaupt zuerst auf die Ohrenkrankheiten als selbstständige Leiden sein Augenmerk richtete; er empfiehlt auch gegen die Ohrpolypen sein erfahrungsgemäss gegen alle Ohrenkrankheiten bewährtes Mittel, die Composition des Asklepiades, welche ausser verschiedenen Harzen aus Zimmt, Bibergeil, weissem Pfeffer, Safran, Salpeter und Essig bestand. Unter den Aerzten vor Galen spricht noch Scribonius Largus von fleischigen Excrescenzen im Ohre, welche er durch das Glüheisen und ein in der Hauptsache aus Alaun und Grünspan bestehendes Aetzmittel vertilgt wissen will, während Galen selbst gleich Celsus gegen die verschiedenen Ohrenleiden immer dieselben, grössten Theils sehr erhitzenden Mittel angiebt. Hingegen unterscheidet Paul von Aegina eine Verschliessung des äussern Gehörgangs durch Fleischauswüchse und Verschwärung ganz ausdrücklich von der angebornen, und bedient sich zur Entfernung der Excrescenzen eines eignen Instrumentes, des Pterygotom oder der Spatha polypica. Bis gegen Ende des 15. und Anfang des 16. Jahrhunderts wurden in der einer rohen Empirik verfallenen Medicin fast gar keine Fortschritte gemacht; erst um diese Zeit begann, hervorgerufen durch die wichtigsten anatomischen Entdeckungen neues Leben zu erwachen, und mit diesem finden wir auch wieder Spuren von einer Berücksichtigung der Ohrenkrankheiten, indem namentlich Wilhelm von Saliceto, Peter de la Cerlata, und im 16. Jahrh. Gabriel Fallopia, Johann de Vigo, der Leibwundarzt des Papstes Julius II., und Hieronymus Mercurialis, letzterer in seinem Buche: de oculorum et aurium affectionibus praelectiones, 1591, Polypen und ihre verschiedenen Behandlungsweisen erwähnen. Die erste genauere Beschreibung eines Polypen und seiner Entfernung giebt Fabrizius von Hilden unter dem Titel: fungus scirrhosus, ex aure propullulans, quomodo sanatus? in der observationum et curationum chirurgicarum cent. III. observat. I., auf dessen Bericht wir noch wiederholt zurückzukommen Gelegenheit haben werden. Seit jener Zeit finden sich in den Schriften fast aller Chirurgen die Ohrpolypen erwähnt und zum Theil wohl niemals ausgeführte Vorschläge zu ihrer Entfernung gemacht; Einige ergehen sich auch in Hypothesen über die Natur dieser Geschwülste, wie Johann Dolaus, Matthias Gottfried Purmann, Hofmeister u. A. Seit endlich die Ohrenheilkunde als selbstständiger Zweig der Medicin sich zu entwickeln begann, und eigne Lehr- und Handbücher zu erscheinen anfingen, da ward auch den Polypen in jedem derselben ein mehr oder weniger ausführliches Capitel gewidmet, und vorzüglich zu ihrer Entfernung die zahlreichsten Methoden und Instrumente angegeben. Eine besondere Behandlung haben sie meines Wissens nur in einer 1848 zu Linz erschienenen Schrift von Dr. Carl Haas, practischem Arzte in Böhm. Budweis, erfahren: Die Polypen und fremden Körper im Ohre und die Mittel zu ihrer Entfernung. Da in den seit dem Erscheinen dieses Büchleins verflossenen zwanzig Jahren unter den Errungenschaften, welche die fortschreitende Wissenschaft gemacht hat, auch ein Guttheil der Ohrenheilkunde zukommt, so darf man wohl annehmen, dass auch über die Ohrpolypen manches Neue zu Tage gefördert worden ist, das zusammenzustellen, beziehentlich zu vervollständigen und weiter zu verwerthen der Mühe nicht unwerth schien.

Eintheilung. Histologie. Bei den wenig scharfen Grenzen, welche von vorn herein für den Begriff der Polypen gezogen waren, indem eben nur das gestielte Aufsitzen und das freie Hineinragen in die Höhle des Gehörgangs für charakteristisch angesehen wurden, konnte es nicht fehlen, dass die unter diesem Namen zu einer Gruppe vereinigten Neubildungen einen sehr verschiedenen Charakter trugen und an Grösse, Gestalt, Consistenz, Symptomen und Wachsthum die mannigfachsten Differenzen zeigten. Daraus musste das Bedürfniss erwachsen, eines Theils durch schärfere Angabe der Merkmale die Zahl zu beschränken, andern Theils mit den noch übrig bleibenden durch Hervorhebung einzelner übereinstimmender Momente eine Eintheilung vorzunehmen. In ersterer Beziehung fing man daher an, die sogenannten bösartigen, mit grosser Neigung zum Umsichgreifen und zum Zerstören der Nachbartheile versehenen Geschwülste, welche durch Operationen oder sonstige Heilversuche sich nicht dauernd beseitigen lassen, als Krebs abzusondern, sowie manche Producte circumscripter Entzündung, blosse Granulationen, Exostosen, Atherome etc., die nur entfernte Aehnlichkeit mit den Polypen zeigten, nicht mehr als solche, sondern unter ihrem wirklichen Namen aufzuführen. In der andern Beziehung wurden die Polypen am gewöhnlichsten in Rücksicht auf ihre Consistenz eingetheilt, indem man eine festere und eine weichere Art unterschied und dieselben mit verschiedenen Namen bezeichnete. So führt Beck Polypen von steatomatöser Beschaffenheit und Blasenpolypen, Casper sarcomatöse und blasige, Bressler schleimabsondernde und feste, krebsartige, Lincke Schleim- und Fleischpolypen, Haas harte fibröse oder Fleischpolypen und weiche, Schleim- oder Schleimblasenpolypen an. Eine besondere Eintheilung hat Toynbee einzuführen versucht, welcher dreierlei Arten beschreibt; 1. den himbeerfömigen Zellenpolyp, 2. den fasrig gelatinösen und 3. den kugelförmigen Zellenpolyp, ohne dass seine ziemlich weitläufige Beschreibung im Stande wäre, die

Unterschiede der einzelnen Arten klar vor Augen zu führen und dieselben scharf zu trennen. Moos und von Tröltsch in ihren neuesten Werken haben sich einer förmlichen Eintheilung enthalten und nur auf die Unterschiede im Bau hingedeutet.

Diese sehr oberflächlichen Eintheilungen, die nur nach einer Seite hin unterschieden, ohne auch hier wirklich gründlich zu Wege zu gehen, konnten kaum so lange genügen, als man gar keinen Unterschied im Sitz der Polypen machte, sondern sie insgesammt von der angeblichen Schleimhaut des äussern Gehörgangs ausgehen liess, an den Ursprung vom Trommelfell oder der Paukenhöhle nur entfernt dachte, und demgemäss auch dieselben als selbstständige Krankheit betrachtete. Seit man aber theils durch Vermehrung und Verbesserung des Untersuchungsapparates, theils durch zahlreichere und sorgfältigere Untersuchungen und Beobachtungen die Erfahrung machte, dass die Polypen auch von den tiefern Partien des Ohrs ausgehen können, und in den meisten Fällen nur Folgezustände anderer Krankheiten sind, musste man sich nothgedrungen nach einer andern Unterscheidung umsehen. Es muss daher als ganz gerechtfertigt erscheinen, wenn Kramer (Handbuch 1867. pag. 199.) vom klinischen Standpunkte aus auf das Missliche der Abhandlung der Ohrpolypen in einem getrennten Kapitel hinweisend vielmehr unter den Krankheiten des äussern Ohrs eine chronische Entzündung der Lederhaut und chronische Entzündung des Trommelfells mit Polypenbildung aufführt, wie auch Schwartze und Gruber in ihren statistischen Berichten, Ersterer eine Otitis externa diffusa chronica und eine chronische Entzündung der Paukenhöhle mit Polypenbildung, Letzterer Fibroide des Gehörgangs und chronischen Mittelohrcatarrh mit Polypenbildung aufführen, und Triquet in seinem Resumé von Tumoren des äussern Gehörgangs und Paukenhöhlenpolypen spricht. Ja man müsste eine solche, vom klinischen Standpunkte aus jedenfalls vollständig gerechtfertigte Trennung als streng wissenschaftlich und durchgreifend mit Freude begrüssen und unbedingt annehmen, wenn sich nachweisen liesse, dass die bei den verschiedenen Krankheiten vorkommenden Polypen immer eine gleiche oder wenigstens ähnliche histologische Beschaffenheit hätten, so dass wir mit dem Namen der Krankheit auch eine bestimmte, anatomische Beschaffenheit zu bezeichnen im Stande wären. Dieser Nachweis ist aber zur Zeit noch nicht geliefert, und wir sind noch nicht an dem Ziele, welches eigentlich bei jeder Krankheit uns vorschweben sollte, mit dem Namen derselben, eine mit bestimmten anatomischen Veränderungen verbundene resp. durch dieselben bedingte Gruppe von Erscheinungen zu bezeichnen. Ja wir müssen uns noch dazu eingestehen, dass der Name Polyp eigentlich ein von der pathologischen Anatomie und Histologie nur noch geduldeter Name ist, und dass es wenigstens zum Theil nur der Pietät zuzuschreiben ist, dass derselbe noch existirt, sodass es am zweckmässigsten wäre, sich möglichst bald desselben zu entledigen.

Nach den von verschiedenen Seiten her, namentlich auch von Förster und Billroth vorgenommenen Untersuchungen von Ohrpolypen, kommen erstens fibröse Polypen, Fibrome oder Fibroide vor, Geschwülste aus festem, geformten Bindegewebe. Sie bestehen wie anderwärts auch am Ohre meist aus deutlichen Bindegewebsfasern, die sich mannigfach durchsetzen; ausserdem enthalten sie zahlreiche Bindegewebs-kerne oder -körperchen und zahlreiche Gefässe. Sie sind von verschiedener Grösse, oft nur von der einer Erbse, können aber den ganzen Gehörgang ausfüllen, aus demselben hervorragen und selbst die ganze Gestalt des äussern Ohres verändern. Sie sind, wenn klein, sodass ihr Wachsthum durch die Umgebung nicht wesentlich beeinträchtigt ist, rund oder rundlich, die grösseren nehmen mehr weniger die Gestalt des Gehörgangs an. Ihre Oberfläche ist glatt, bisweilen gelappt und an einigen Stellen geschwürig; sie sind von ziemlicher Consistenz, auf der Schnittfläche trocken, grauweisslich, ohne deutlich sichtbare Gefässe; ein deutlich concentrisch geschichteter Bau wie an den Fibroiden des Uterus ist meist nicht nachweisbar. Sie können alle die gewöhnlichen Metamorphosen der Fibroide eingehen, am häufigsten aber finden sich, besonders nach dem Centrum hin verkalkte Stellen, welche die Consistenz der Geschwulst in verschiedenem Grade zu verändern im Stande sind. Das Wachsthum derartiger Geschwülste ist für gewöhnlich ein sehr langsames. Eine zweite Art sind die sogenannten Schleimpolypen, welche im Allgemeinen als Neubildung von wirklichem Drüsengewebe, dessen Drüsen aber in ein bindegewebiges, oder sarcomähnliches Stroma eingebettet sind, aufgefasst werden müssen. Sie erscheinen theils breit und faltenartig dem Muttergewebe aufsitzend, theils mit einem kolbigen Stiele versehen. Die Grösse ist sehr verschieden und je nach dem Grade des Wachsthums auch die Gestalt modificirt. An Farbe und Consistenz gleichen sie meist der Schleimhaut, von der sie ausgehen; die Drüsen aber, welche an den Mastdarm- und Nasenpolypen gewöhnlich sehr reichlich sowohl an der Oberfläche als im Innern vorhanden sind, pflegen an den Ohrpolypen gänzlich zu fehlen oder nur sehr spärlich vorzukommen (Billroth). Wo dieselben aber vorhanden sind, erscheinen sie meist einfach oder zusammengesetzt schlauchförmig und sind wohl nicht als übrig gebliebene Theile derjenigen Schleimhautstelle anzusehen, von welcher der Polyp entsprang, sondern durch Einstülpung des Epithels der Oberfläche entstanden, wie sich ja auch bisweilen Stellen finden, wo man von einer wirklichen Drüse noch gar nicht sprechen kann, sondern nur von einer geringern Ausbuchtung der Oberfläche. Diese wird gewöhnlich überkleidet von einem der Schleimhaut entsprechenden Epithel, von welcher der Polyp ausgeht; es ist häufig mit deutlichen Cilien versehen; an solchen Stellen aber, welche ziemlich weit nach aussen reichen, nimmt dasselbe mehr plattenförmige Gestalt an und gleicht schliesslich fast vollständig der Epidermis. Bisweilen ist an der Oberfläche ein deutlich papillärer Bau zu erkennen. Die Hauptmasse besteht gewöhnlich nicht aus deutlichem Bindegewebe, sondern man sieht meist ausser den spärlichen Faserzügen fast nur sehr zahlreiche, mehr weniger grosse Zellen, in deren Anordnung kein bestimmtes Gesetz besteht, und die nur durch Blutgefässe unterbrochen werden, sodass die Structur im Allgemeinen sich der des Sarkoms nähert. Sind die Zellen klein und rundlich, und mit weniger homogener oder schwach fasriger Grundsubstanz versehen, so gleicht das Gewebe aufs Haar dem Granulationsgewebe. In andern Fällen ist ein sehr zartes Fasergerüst vorhanden, das von einem von grossen kernhaltigen Zellen gebildeten Parenchym dicht ausgefüllt wird; es gleicht dann das

Bild fast vollständig dem cytogenen oder unächten Drüsengewebe. In dieser Substanz verlaufen immer zahlreiche Gefässe, welche durch die Basis eintreten und an der Oberfläche dichte, schlingenartige Netze bilden. Nerven wurden mit Bestimmtheit noch nicht darin nachgewiesen. Im Innern zeigen die Schleimpolypen nicht selten verschieden zahlreiche, meist kleine rundliche Cysten mit serösem oder schleimigem Inhalt; diese Cystenbildung kann so überhand nehmen, dass das übrige Gewebe fast vollständig schwindet und nur eine oder mehre zusammenhängende grössere Höhlen bleiben; dergleichen Cysten- oder Blasenpolypen fallen nach ihrer Entfernung sofort zusammen unter Entleerung ihres Inhalts und sind daher sehr schwer zu untersuchen. Sie sind es auch, welche bei heftigen Bewegungen, wie starkem Niesen oder Kauen, bisweilen bersten, nach entleertem Inhalt zusammenfallen und vorübergehend alle Beschwerden verschwinden machen. Es kann also bei den Schleimpolypen neben dem spärlichen Bindegewebe entweder die drüsenartige oder die sarcomatöse Beschaffenheit oder endlich die Cystenbildung vorwiegen, so dass man es mit Adenosarcomen oder mit granulationsartigen Fibrosarcomen oder mit Cystosarcomen zu thun hat, und man würde durch die Anwendung dieser pathologisch anatomischen Bezeichnungen jedenfalls bessere Namen gewinnen, als die von Toynbee und anderen namentlich älteren Autoren gebrauchten.

Dass man diese so verschiedenartig zusammengesetzten Neubildungen an einer nicht eben ausgedehnten Stelle des Körpers nebeneinander vorfand, konnte bis vor kurzer Zeit nicht verwundern, da man die den äussern Gehörgang auskleidende Membran, von welcher man die Polypen fast ausnahmlos ihren Ursprung nehmen liess, ganz allgemein als Schleimhaut bezeichnete. Dies ist aber, wie schon Pappenheim in seiner speciellen Geweblehre des Ohrs angegeben, nicht richtig, vielmehr ist jene Membran nach Kölliker und von Tröltsch nichts weiter als eine Fortsetzung der äussern Haut, die im knorpligen Abschnitt ziemlich dick, ausser Haaren mit reichlichen Talgdrüsen noch die bekannten Ohrenschmalzdrüsen besitzt. An der obern Wand erstreckt sich eine anfangs breite, dann gegen das Trommelfell sich zuspitzende Partie Cutis von derselben Beschaffenheit bis in den knöchernen Gehörgang hinein, während in den übrigen Theilen desselben das Unterhautgewebe verschwindet, die Membran somit fettlos, dünner, glatter und zarter wird, und der Drüsen und Haare gänzlich entbehrt, aber bis ans Trommelfell hin kleine Papillen besitzt. Hingegen wird das mittlere Ohr in allen seinen Theilen von einer zarten Schleimhaut ausgekleidet, die in der Tuba am dichtesten, am zartesten an der Membrana tympani ist. Das Epithel derselben ist in der Tuba ein geschichtetes Flimmerepithel von 0,054 mm. Dicke, welches sich in der Paukenhöhle in eine dünne, ein- oder zweischichtige, noch flimmernde Lage pflasterförmiger Zellen umwandelt und bis in die Nebenhöhlen sich erstreckt, am Trommelfell aber durch ein einfaches, meist nicht wimperndes Pflasterepithel ersetzt wird. Das Trommelfell selbst endlich zeigt ausser der soeben beschriebenen inneren Schleimhautschicht eine mittlere fibröse, durchsichtige Platte, die theils aus radiären, theils aus circulären Elementen besteht, dünnen, zum Theil netzförmig verbundenen Bindegewebsbündeln mit spindelförmigen Zellen. Die dritte äusserste Schicht ist eine zarte Fortsetzung der Epidermis des äussern Gehörgangs, sowie des Coriums, das von oben her sich bis auf einen Theil des Trommelfells erstreckt, aber weder Drüsen noch Papillen besitzt, obwohl neuerdings J. Kessel (Archiv III. 316) erstere beobachtet haben will.

Vergleicht man die soeben beschriebene Beschaffenheit der Wandungen des Gehörganges mit der oben geschilderten Structur der verschiedenen Polypenarten, so liegt der Gedanke nahe, dass nicht jeder Bezirk der Ersteren im Stande ist, alle Arten der Neubildung hervorzubringen, denn es wäre kaum zu erklären, wie aus der Cutis sich ein Adenosarcom, eine Neubildung einfach traubenförmiger Drüsen entwickeln sollte, während dies von der Paukenhöhlenschleimhaut gar nicht zu verwundern ist; und umgekehrt erscheint es kaum wahrscheinlich, dass sich von der Letztern aus ein reines Fibroid ohne Epithel herausbilden sollte. Das Trommelfell allerdings, indem es in seinen verschiedenen Lamellen die beiden Gegensätze mehr weniger vereinigt, müsste man wohl der Hervorbringung aller Arten Polypen für fähig halten, je nachdem die innerste, die mittlere oder die äusserste Schicht den Ausgangspunkt bildet. Im Allgemeinen liesse sich aber wohl annehmen, dass aus der fibrösen Beschaffenheit und dem völligen Mangel eines Epithels sowie der drüsigen Gebilde auf den Ursprung von der Wand des äussern Gehörgangs, aus dem Nachweis von wirklichen Drüsen und Flimmerepithel auf den Ursprung von der Schleimhaut der Paukenhöhle, der Tuba oder ihrer Nebenhöhlen geschlossen werden darf. Wenn Billroth erwähnt, dass sonderbarer Weise die weichen Polypen des äussern Gehörgangs bisweilen mit Flimmerepithel versehen sind, so scheint dies der oben ausgesprochnen Ansicht zu widersprechen; die genannte Erscheinung lässt sich aber recht wohl erklären, wenn man bedenkt, dass diese mit Flimmerepithel versehenen, vermeintlichen Polypen der äussern Gehörgangswand recht wohl von den zum Mittelohre gehörigen Hohlräumen, welche über dem knöchernen Gehörgang liegen und ebenfalls mit Schleimhaut ausgekleidet sind, ihren Ausgang genommen haben können und die ohnehin nicht sehr dicke Knochenlamelle noch vor dem Trommelfelle durchbrechend als von der obern Wand des Gehörgangs ihren Ausgang nehmend imponiren mussten. Einen solchen Fall beschreibt von Tröltsch (pag. 357), ohne die histologische Beschaffenheit der Geschwulst zu erwähnen, und ich selbst erinnere mich, bei Herrn Dr. Hagen einen entsprechenden Fall gesehen zu haben. Derselbe betraf ein Mädchen von circa 8 Jahren, bei der anscheinend von der hintern obern Gehörgangswand, wenig vom Trommelfell entfernt, ausgehend eine polypöse Wucherung herabhing, die sich trotz wiederholter Aetzung nicht verkleinerte, sondern beharrlich wiederkehrte. Wenn man diese mit einer Sonde vorsichtig nach oben drängte, gelang es ziemlich leicht, dieselbe über das Niveau der obern Wand zurückzubringen und fast ganz zum Verschwinden zu bringen; es musste also ein Defect in der Knochenlamelle vorhanden sein, durch den die Geschwulst in die oben befindlichen Hohlräume geschoben werden konnte. Dieselbe war von ziemlich geringer Consistenz und glich äusserlich fasst vollständig den gewöhnlichen Schleimpolypen. Gelänge es, durch von diesem Gesichtspunkte aus unternommene Untersuchungen von Polypen, am besten freilich von solchen, die noch mit dem Muttergewebe in Zusammenhang ständen, — wozu allerdings nur selten Gelegenheit geboten ist — die oben ausgesprochne Ansicht zu bestätigen, so würden wir gleichzeitig in der mikroskopischen Untersuchung ein Mittel besitzen, den Ausgangspunkt eines Polypen mit ziemlicher Sicherheit zu bestimmen, was zum mindesten auch für die Prognose nicht ohne Wichtigkeit sein würde. Schwierigkeiten würden allerdings immer noch die Fälle bereiten, wo die Polypen mit getrennten Wurzeln von zwei verschiedenen Stellen entspringen, wie es Lincke und Schwartze gefunden haben. Ueber einige von mir vorgenommene Untersuchungen, die freilich weder zahlreich genug noch mit völlig geübter Hand und Auge ausgeführt wurden, um irgendwie auf Beweiskraft Anspruch machen zu können, erlaube ich mir im Folgenden kurz zu berichten.

Der erste der untersuchten Polypen wurde einer Privatkranken des Herrn Dr. Hagen exstirpirt und war letzterer so gütig, mir die Krankengeschichte mitzutheilen:

Fräulein H., 20 Jahr alt, aus Wien, stellte sich am 27. Febr. 1868 vor und gab an, dass sie früher nie an den Ohren gelitten, vor ½ Jahre aber im rechten Ohre Stechen mit Abnahme des Gehörs und Ausfluss bekommen habe. Ihr Arzt, an den sie sich gewandt, habe einen im rechten Ohre vorgefundenen Polypen durch Aetzen mit Höllenstein zu entfernen gesucht. Die Hörstörung war so bedeutend, dass Patientin mit dem kranken Ohre das Schlagen einer Repetiruhr nur auf 1¼", laute Sprache nur auf 10" Entfernung vernahm. Die Inspection ergab, dass sich im rechten Ohre zwei Polypen befanden, welche bis zum Eingang des äussern Gehörgangs sich erstreckten und die Einsicht in die tiefern Theile völlig verhinderten; durch die Untersuchung mit der Sonde liess sich nicht nachweisen, ob dieselben vom äussern Gehörgang oder von den tiefern Partien ausgingen, an der hintern Wand fühlte man eine in das Lumen des Gehörgangs herein ragende Exostose. Der eine Polyp wurde sofort mit der Wilde'schen Schlinge gefasst und abgeschnitten. Die nachfolgende bedeutende Blutung und die dadurch entstandene Unmöglichkeit einer genaueren Untersuchung des nunmehr sich darbietenden Gesichtsfeldes verhinderten die sofortige Entfernung des andern Polypen. Derselbe, scheinbar von der vordern, obern Peripherie des Trommelfells kommend, wurde am 2. März ebenfalls mit der Wilde'schen Schlinge sehr tief gefasst und abgeschnitten. Nach Stillung der Blutung und Entfernung der Gerinnsel sah man deutlich an der hintern Wand des knöchernen Gehörgangs die schon erwähnte Exostose von der Grösse einer halben Erbse und dahinter hinten und oben den Rest des zuerst entfernten Polypen auf der hintern Wand des äussern Gehörgangs aufsitzen; ungefähr der Mitte des Trommelfells entsprechend einen halbmondförmigen, mit den Spitzen nach oben gekehrten pulsirenden Lichtreflex; an der vordern obern Peripherie den Rest des zweiten Polypen mit einer ziemlich breiten Basis. Vom Trommelfell und Gehörknöchelchen war nichts zu sehen. Nunmehr wurden bis zum 30. März theils Touchirungen der Polypenreste mit Höllenstein, theils Instillationen mit Solutio Plumbi acetici und Alumin. depurat. gemacht, gleichzeitig Unguent. Kali hydrojod. in die Umgebung des Ohres eingerieben. Der Rest des ersten Polypen wurde vollständig beseitigt; beim zweiten war dies noch nicht vollständig gelungen, als die Patientin am 30. März Leipzig verliess. Der Ausfluss war nur noch sehr gering, die Hörweite soweit gebessert, dass mit dem kranken Ohr das Gehwerk der Uhr auf 1'', die Sprache auf 3⁰ Entfernung wahrgenommen wurde. Die bei der ersten Untersuchung angegebene Empfindung von Singen im rechten Ohr war verschwunden.

Zur Untersuchung wurde der zweite Polyp benutzt. Er hatte die Grösse einer kleinen Bohne, war rundlich, von rother Farbe; die durchschnittene Basis war ziemlich breit, die Consistenz ungefähr gleich der einer Lymphdrüse, die Schnittfläche glatt, liess keine Höhlen erkennen, auch keine Flüssigkeit entleeren. Die Geschwulst erschien im Ganzen sehr gefässreich und nicht gelappt. Die mikroskopische Untersuchung gab einen ähnlichen Befund, wie der von Förster (Atlas, Taf. XXV) beschriebene Drüsenpolyp des Mastdarms. Es war nämlich nur sehr spärliche bindegewebige Grundsubstanz vorhanden; die Geschwulst bestand in der Hauptsache aus kleinen, runden Zellen, sodass dieselben dem Granulationsgewebe sehr ähnlich erschien. Im Centrum sind verschiedene grössere Gefässe sichtbar, die nach der Peripherie hin viel zahlreicher und schlingenartig gewunden werden. Die Oberfläche, natürlich mit Ausnahme der der abgeschnittenen Basis entsprechenden Seite wird von einem Epithel überkleidet, welches ungefähr dieselbe Anordnung und Mächtigkeit hat wie das normaler Weise im Ostium tympanicum tubae und einem Theile des Cavum tympani vorhandene, und ging dasselbe an der Basis jedenfalls continuirlich in jenes über. Ausserdem sah man an den parallel der Längsachse gemachten Schnitten eine Anzahl von Drüsen, unregelmässig und nicht eben dicht neben einanderstehend, nach der Oberfläche sich öffnend, das Epithel der Polypenoberfläche unmittelbar in dieselbe übergehend und sie auskleidend. Die Dichtigkeit der Drüsen war lange nicht so bedeutend wie an dem oben erwähnten Mastdarmpolypen, sie waren nicht sehr gross, meist cylinderförmig, oder flaschenartig ausgebuchtet, zum Theil auch nach Art der einfach traubenförmigen Drüsen am centralen Ende in mehrfache kolbenförmige Ausbuchtungen getheilt. Die Wandungen bestanden nur aus dem Epithel, welches in einfacher Schichte dicht gedrängt, senkrecht auf der Peripherie der Drüse stand. Das Epithel an der Oberfläche liess an einigen Stellen noch deutliche Cilien erkennen, an andern Stellen konnte man aus der sägeartigen Oberfläche auf ein theilweises Ausgefallensein derselben schliessen, so dass das Epithel wahrscheinlich ein mehrschichtiges Flimmerepithel gewesen war. Die einzelnen Zellen hatten meist eine keulenförmige Gestalt und deutliche Kerne. Nach diesem Befunde muss man den Polypen jedenfalls als Schleim- oder Drüsenpolyp bezeichnen, oder mit Billroth in Rücksicht auf den Gehalt an Drüsen und den Zellenreichthum des Gewebes als Adeno-Sarcom. Dass eine solche Neubildung nicht von der den äussern Gehörgang aukleidenden Cutis ausgegangen war, hätte man wohl mit ziemlicher Wahrscheinlichkeit annehmen können, wenn die Untersuchung des Ohrs nach der Entfernung nicht schon ziemlich zweifellos den Ursprung der Geschwulst von der Schleimhaut der Paukenhöhle dargethan hätte.

Der zweite der untersuchten Polypen stammt ebenfalls von einem Privatkranken des Herrn Dr. Hagen.

Louis C., 25 Jahr alt, aus Westphalen, hatte schon im zarten Kindesalter an einem über den ganzen Körper verbreiteten Ausschlage gelitten, sodann im 16. Jahre an einem solchen auf dem Kopf und am Unterleib, der durch eine Salbe in wenigen Tagen beseitigt wurde. Bald darauf aber stellten sich im rechten Ohre Schmerzen ein, dann blutiger und später eitriger Ausfluss, welcher letztere noch jetzt fortbesteht Seit 2 Jahren ist auch Ausfluss links vorhanden; seit $^3/_4$ Jahr hat sich im rechten Ohr ein Polyp entwickelt; seit 14 Tagen sind Klopfen, Brausen, Schmerzen und stärkerer Ausfluss aus diesem Ohr vorhanden. Bei der ersten Vorstellung am 24. März 1868 hört Patient rechts die Repetiruhr (RU) beim Berühren, links auf 8″, laute Sprache rechts auf 5″ links auf 2° Entfernung. Schallleitung durch die Kopfknochen beiderseits gleich. Im linken Ohr besteht eine chronische eitrige Entzündung des Mittelohrs mit völligem Verlust des Trommelfells und der Gehörknöchelchen, die Paukenhöhlenschleimhaut blassroth. Rechts füllt ein Polyp das Lumen des Gehörgangs vollständig aus; derselbe ragt noch über den Eingang desselben hervor und lässt sich noch ca. $^3/_4$″ in der Tiefe mit der Sonde vollständig umgehen. Derselbe wurde am 28. März mittelst des Wilde'schen Instrumentes entfernt; die Länge des entfernten Stücks betrug über 1″. Der Rest, welcher ungefähr noch $^1/_4$″ lang war, kam, wie man nun deutlich sehen konnte, von dem verdickten Trommelfell, auf welchem er ziemlich central, nur etwas nach unten aufsass. Beim Politzer'schen Verfahren war ein Durchzischen der Luft nicht wahrnehmbar, von einer Perforation überhaupt nichts zu entdecken. Das noch zurückgebliebene Stück wurde mittelst Höllenstein bis zum Trommelfell zerstört; als dasselbe fast völlig beseitigt war, trat plötzlich eine Perforation ein, die sich aber unter Behandlung mit Zinc. sulfur. schon am 13. April zu verkleinern anfing und etwas geröthete Ränder zeigte. Die Hörweite war bedeutend gebessert und betrug bereits am 25. Mai links 2'' und rechts 8'' für das Gehwerk der Taschenuhr (GW). Die Perforation war ziemlich wieder geschlossen und die Absonderung nur noch ganz gering, als sich der Patient weiterer Beobachtung entzog

Das entfernte Stück war in Alkohol gelegt worden und hatte bei der Untersuchung eine Länge von 1'' und eine Dicke von 2 bis 3'''; das äussere Ende war dicker als das centrale und keulenartig verdickt; dasselbe war von glatter Oberfläche, nur am peripheren Ende etwas zerklüftet, im Ganzen von weicher Beschaffenheit und leicht zusammendrückbar, so dass dasselbe in Alkohol nur schwer sich härten liess; die Farbe war fast ganz weiss. Sowohl an Schnitten von der einen mit einigen Tropfen Essigsäure im Wasser gekochten als der andern in Alkohol gehärteten Hälfte ergab die mikroskopische Untersuchung Folgendes: Der Polyp besteht aus einem sehr zellenreichen, an bindegewebiger Grundsubstanz sehr armen Gewebe; die Zellen sind gross mit deutlichen Zellenkernen und in ein äusserst zartes Gerüst netzförmiger Fasern eingebettet, sodass sich fast das Aussehen des sog. cytogenen Gewebes darbietet. In demselben verlaufen zahlreiche, zum Theil ziemlich starke, noch deutlich als Arterien und Venen zu unterscheidende Gefässe, welche nach der Peripherie hin dünner aber zahlreicher werden. Die Oberfläche wird von einem Epithel überkleidet, das überall als einschichtig, cylinderförmig sich darstellt; jedoch gelang es an keinem der zahlreich gefertigten Schnitte, dasselbe continuirlich die äussere Fläche überziehend darzustellen; vielleicht war dasselbe theilweis dadurch verloren gegangen, dass das Präparat vorher ziemlich lange in etwas schwachem Alkohol gelegen hatte. An verschiedenen Stellen der Peripherie zeigten sich Einziehungen des Epithels nach dem Centrum hin, die fast vollständig das Aussehen von Drüsen hatten; sie standen unregelmässig, nicht eben zahlreich, an der einen Stelle zu zweien dicht neben einander, waren einfach cylindrisch, nur einzelne am centralen Ende etwas ausgebuchtet und von dem Epithel, das auch hier einschichtig unmittelbar in die Einziehungen überging, ausgekleidet. Von einem Inhalte war nichts wahrzunehmen. Ausserdem fanden sich eine Anzahl cystenartiger Hohlräume, die von demselben Epithel ausgekleidet waren wie die drüsenartigen Einziehungen an der Oberfläche, nur waren die Zellen etwas platter, sodass es den Anschein hatte, als wären sie durch den Inhalt der Hohlräume ausgedehnt und platt gedrückt worden. Eine Communication der Hohlräume mit der Oberfläche liess sich nirgends nachweisen, auch reichten die an der Oberfläche sichtbaren Einziehungen nicht soweit nach dem Centrum hin, dass man beide hätte für identisch halten können. Man kann sich diese cystenartigen Hohlräume durch Abschnürung von Drüsenenden entstanden denken, in ähnlicher Weise wie Förster dies für die in der Mitte des oben erwähnten Mastdarmpolypen befindlichen Drüsen angegeben hat. Ausserdem zeigte der Polyp an einigen Stellen einen deutlich papillären Bau, und schienen die Papillen pallissadenartig in Reihen angeordnet. Das Gewebe derselben zeigte keine Verschiedenheit, die Oberfläche war ohne Epithel. — Ich möchte diesen Polypen als ein unter Betheiligung der innersten Schichten vom Trommelfell ausgegangenes Cystosarcom bezeichnen.

Der dritte Polyp rührt von einem jungen Mann her, der sich am 31. Dec. 1867 in der Poliklinik des Herrn Dr. Hagen vorstellte.

Wilhelm Behrens, 23 Jahr alt, Kürschner aus Magdeburg, giebt an, seit dem 3. Lebensjahre am Ausfluss aus dem rechten Ohr zu leiden; zuweilen stellen sich Schmerzen und Blutung ein; Patient zeigt überhaupt einen etwas scrophulösen Habitus. Homöopathische Behandlung war ohne jeden Erfolg gewesen. Er hört RU auf 1°5″, laute Sprache auf 2°, Knochenleitung beiderseits gleich. Die Inspection ergiebt Eiter im äussern Gehörgang und in der Tiefe einen nicht pulsirenden Lichtreflex; nach Ausspritzen sieht man vorn oben eine grössere, blassrothe, hinten unten eine intensiv rothe Geschwulst, zwischen beiden nach hinten einen kleinen dreieckigen Raum ohne Lichtreflex; demselben entsprechend ragt eine kleine Papille von der hintern Gehörgangswand in das Lumen hinein. Nachdem am 31. Dec. der an der vordern obern Wand sitzende Polyp, am 4. Jan. 1868 der von der hintern Wand kommende, mittelst der Wilde'schen Schlinge entfernt waren, blieb noch ein auf dem hintern obern Quadranten aufsitzender Polyp ausser zwei kleinen Granulationen an der untern Peripherie des Trommelfells übrig. Dieser wurde am 7. Jan. auf dieselbe Weise abgeschnitten, und es ergab sich nun, dass seine

Wurzel auf dem vordern obern Quadranten des Trommelfells aufsass. Dieselbe wurde sowie die beiden kleinern Granulationen mit Höllenstein geätzt; dabei trat nach jeder Berührung des Trommelfells im vordern obern Quadranten Schmerz in der ganzen rechten Zungenhälfte bis zur Spitze ein. Unter Behandlung mit Solutio Plumbi acetici, später mit Zinc. sulfur. war die Absonderung am 6. Juni auf ein Minimum reducirt, und bestand dies Verhältniss noch fort, als Patient am 10. Juli Leipzig verliess. Das Hörvermögen hatte sich sowohl für die Uhr wie die Sprache bedeutend gebessert. Untersucht wurde der zuletzt entfernte Polyp.

Derselbe war von fast kugliger Gestalt, nur undeutlich gelappt, von derber Consistenz, und glatter Oberfläche; der abgeschnittene Stiel hatte eine Dicke von kaum $^1/_2$''', während der Durchmesser der Geschwulst gegen 5''' betrug. Die Farbe des schon längere Zeit in Alkohol gelegenen Präparates war graubraun. Beim Schneiden erwies sich das Gewebe als sehr widerstandsfähig; die Schnittfläche war gleichmässig glatt, von gleicher Farbe wie die Oberfläche, nur fast central, etwas nach dem Stiel hin erschien eine etwa hanfkorngrosse Stelle, theils tiefgelb, theils weiss gefärbt und fühlte sich rauh an. Unter dem Mikroskop zeigte sich das Gewebe auch grössten Theils aus ziemlich grossen, runden Zellen mit Kernen bestehend; jedoch war das Bindegewebe viel reichlicher vorhanden, als in den beiden andern untersuchten Polypen. Dasselbe war nach den Stiel hin zu stärkeren Zügen vereinigt, welche von der abgeschnittenen Wurzel aus sich verbreiteten. Entsprechend der schon makroskopisch als härter erkannten Stelle zeigten sich in einem ziemlich grossen Bezirke dunkelgelbe Pigmentirung und verschiedene, unregelmässig geformte dunkle Stellen, welche bei Behandlung mit Salzsäure unter Luftblasenentwicklung sich aufhellten und demnach als Ablagerungen von kohlensaurem Kalk sich erwiesen. An der Oberfläche liess sich nirgends ein Epithel oder Drüsen, ebensowenig wie Hohlräume im Innern auffinden. Gefässe waren vorhanden, aber weit spärlicher als in den andern Geschwülsten. Hier haben wir es mit einem vom Trommelfell ausgegangenem Fibrosarcom zu thun, wahrscheinlich war der Ursprung in der mittleren Lamelle zu suchen.

Sitz. Es war bisher schon mehrfach Gelegenheit gegeben, die noch streitige Frage über den Sitz der Polypen vorübergehend zu berühren. Die älteren Autoren nennen fast ausschliesslich die den äussern Gehörgang auskleidende Membran, welche sie insgesammt als Schleimhaut betrachten, als den Ausgangspunkt polypöser Wucherungen, hauptsächlich wohl aus dem einfachen Grunde, weil es ihnen nicht möglich war, dieselben weiter zu verfolgen. Das Trommelfell lassen sie nur ausnahmsweise sich betheiligen. Von der Paukenhöhle und der Tuba ausgehende Polypen aber werden trotzdem dass ihre Symptome ganz genau beschrieben werden, meist für problematisch gehalten; so von Schmalz, Martell Franck, Haas u. a. Auch Toynbee bezeichnet noch als den häufigsten Sitz den äussern Gehörgang, während Kramer allerdings schon längst darauf aufmerksam gemacht hat, dass die Mehrzahl von chronisch entzündeten, nicht durchlöcherten Trommelfellen ausgeht, und diese Ansicht durch zahlreiche Beispiele bestätigt hat. Hingegen gehen neuerdings v. Tröltsch, Moos, Schwartze, Triquet u. A. soweit, dass sie die Polypen fast ausschliesslich von der Schleimhaut der Paukenhöhle sich entwickeln lassen und die vom Trommelfell entspringenden als sehr selten hinstellen — allerdings eine Consequenz der von ihnen namentlich Kramer gegenüber aufgestellten Ansicht, dass selbstständige Entzündungen des Trommelfells nur sehr selten vorkommen sollen. Wie aus dem über die Histologie bereits Gesagten hervorgeht, dürfte man aber wohl schon a priori annehmen können, dass alle Provinzen des mittlern und äussern Ohres der Sitz von Polypen werden können, auch wenn dies durch die Erfahrung bei sorgfältiger Beobachtung nicht bestätigt würde. Im Ganzen kommen dieselben aber im Meatus auditor. extern. viel seltner vor, als man früher annahm, und wiederum gehören Polypen der Paukenhöhle keineswegs zu den grossen Seltenheiten, wobei auch die Nebenhöhlen derselben wohl Berücksichtigung verdienen; eine nicht geringe Anzahl aber kommt von dem Trommelfell selbst, was allerdings, wie Kramer sagt, zweifellos werden muss, wenn man unter guter Beleuchtung die Reste des Polypen bis zu demselben verfolgt und in ihm selbst die letzte Wurzel vertilgt. Ich hatte selbst wiederholt in der Poliklinik des Herrn Dr. Hagen Gelegenheit, mich hiervon zu überzeugen, und erlaube mir im Folgenden über einen der deutlichsten Fälle kurz zu berichten.

Theodor Schmidt, 26 Jahr alt, Notenstecher von hier, bekam im 7. Lebensjahre nach Masern Ausfluss aus beiden Ohren mit Abnahme des Gehörs und verschwand derselbe rechts nach einigen Jahren, links besteht er noch. Hörweite bei der ersten Vorstellung am 12. März 1868: rechts 4'', links 5'' GW. Rechts besteht eine Perforation im hintern untern Quadranten, die Schleimhaut der Paukenhöhle ist blassroth, Absonderung fehlt. Links kein Ohrenschmalz, von Gehörknöchelchen nichts zu unterscheiden, Trommelfell grauweisslich, im Centrum eine linsengrosse, röthliche, vorgewölbte Stelle mit pulsirendem Lichtreflex an ihrer obern Peripherie. Nach dem Ausspritzen erschien der grösste Theil des Gesichtsfeldes von einer rothgelben, höckrigen Masse bedeckt; der hintere, obere Quadrant ist nur zum Theil sichtbar. Hebt man den Polyp in die Höhe, so kann man ihn bis dicht ans Trommelfell verfolgen. Derselbe wurde exstirpirt und sein Aufsitzen auf dem Trommelfell bestätigt, der Rest mit dem Lapisstift vollends zerstört und gegen die Absonderung adstringirende Instillationen von Zink und Blei vorgenommen; trotzdem besteht, wenn auch nur sehr gering, noch jetzt Eiterung. Die Stelle, wo der Polyp aufsass, ist dellenartig vertieft etwa in der Grösse einer Linse, durchscheinend und wird beim Einblasen von Luft durch die Tuba leicht vorgewölbt; ein Durchzischen von Luft dabei oder sonstige Zeichen einer Perforation sind nicht vorhanden.

Ein bestimmtes Verhältniss der Häufigkeit des Ursprungs von den verschiedenen Stellen lässt sich kaum angeben, da die zum Theil noch auseinandergehenden Ansichten eine sichere Statistik nicht ermöglichen. Unter 48 Fällen, über die ein genauerer Bericht mir vorliegt, und welche theils den Büchern von Kramer, Schmalz, Toynbee, Moos und Schwartze theils den poliklinischen Journalen des Herrn Dr. Hagen entnommen sind, findet sich bei 43 eine nähere Angabe des Sitzes und zwar ist der äussere Gehörgang 11 mal, nämlich 3 mal die vordere 4 mal die hintere, je einmal die untere und die obere, 2 mal eine genauere Ortsangabe nicht angeführt. Dem Rand des Trommelfells und des äussern Gehörgangs gehören 7, dem ersteren selbst 16, der Paukenhöhle 9 an, was einen Procentsatz von circa 37 für das Trommelfell, 26 für den äussern Gehörgang, 21 für die Paukenhöhle, 16 für den Uebergang des Trommelfells in die äussere Gehörgangswand ergiebt. Unter 12 dieser Fälle, welche von Herrn Dr. Hagen beobachtet wurden, gehörten 4 also $33^1/_3$% mit Bestimmtheit der Paukenhöhle und 6 also 50% dem Trommelfell an. Unter den Ersteren war der eine von besonderem Interesse wegen des bei der Inspection gefundenen Resultates, dessen Beschreibung ich daher hier folgen lasse.

Emilie Körner, 18 Jahr alt, aus Rehbach, stellte sich am 18. Juni d. J. vor. Sie gab an, ca. vor 1 Jahre Schmerzen im rechten, dann im linken Ohr bekommen zu haben, die nach dem Eintritt von Ausfluss nachgelassen. Der letztere besteht seitdem in wechselnder Stärke ununterbrochen fort, gleichzeitig ist Sausen vorhanden, und hat das Hörvermögen bedeutend abgenommen, namentlich in letzterer Zeit, wo Patientin viel auf dem Felde arbeitete, sodass die Hörweite rechts $1/2''$, links 1'' GW, für die laute Sprache 2^0 und $2^1/_2{}^0$ beträgt. Rachen ist bis auf eine geringe Röthung der Uvula gesund. Die Inspection ergiebt den grössten Theil des rechten Gehörgangs mit Eiter angefüllt, durch welchen eine trichterförmige Vertiefung in die Tiefe führt, allwo sich ein pulsirender Lichtreflex befindet. Nach Ausspritzen ist von Gehörknöchelchen nichts zu unterscheiden, der vordere untere Quadrant des Trommelfells fehlt, der Rand der Perforation erscheint scharf und über denselben von hinten hervor kommend, über das Niveau des Trommelfells aber nicht heraustretend, sieht man einen halberbsengrossen Polyp, dessen Grenzen überall bis an den Rand des Trommelfelldefectes erkennbar sind; der noch vorhandene Theil des Trommelfells ist ganz undurchscheinend. Im linken Ohr besteht ebenfalls chronische Entzündung des Trommelfells mit bedeutenden Veränderungen, aber ohne Perforation.

Die Entfernung des Polypen wurde nicht vorgenommen, da man von derselben nur dann sich wesentliche Erfolge versprechen konnte, wenn es gelang, die Wurzel zu erreichen; dies wäre aber nur möglich gewesen nach Durchschneidung des noch vorhandenen Trommelfells, einer Operation, deren Berechtigung wohl noch mancher Anfechtung ausgesetzt sein dürfte. Es wurden daher nur Einträufelungen von einer Zinklösung vorgenommen, unter deren Gebrauch sich der Polyp rasch verkleinerte, so dass er am 21. Juni nur noch mit der Spitze, am 24. gar nicht mehr zu sehen war, und da sich gleichzeitig die Absonderung sehr vermindert hatte, so war dringende Veranlassung zur Operation jedenfalls nicht mehr vorhanden. An eine Verwechslung mit einer blossen Schwellung der entzündeten Paukenhöhlenschleimhaut, welche nach den Angaben verschiedener Autoren bisweilen fälschlicher Weise für einen Polypen gehalten worden ist, kann man hier kaum denken, da man von Anfang an die Geschwulst scharf umgrenzt sah, und nachdem die Verkleinerung eingetreten war, die nun sichtbar gewordene Schleimhaut sich nicht erheblich verändert zeigte. Das Hörvermögen hatte bis zum 13. Juli auf r. $6^1/_2''$, l. $5^1/_2''$ GW. sich gebessert.

Dieser Fall zeigt grosse Aehnlichkeit mit dem von Moos (pag. 298 s. Klinik der Ohrenkrankheiten) beschriebenen, bei welchem der genannte Otiatriker einen Polypen nach Durchschneidung des Trommelfellrestes entfernte.

Bilaterale Polypenbildung findet sich wie von fast allen Autoren übereinstimmend angegeben wird, nicht gar so selten, unter den oben erwähnten 48 Fällen ist bei 5 doppelseitiges Vorkommen bemerkt. Ebenso ist es nicht allzuselten, dass an einem Ohre sich mehre Polypen entwickeln, so in dem Falle von Behrens pag. 18, vom Trommelfell aus, in einem von Moos berichteten von der Paukenhöhle aus, endlich in einem andern vom äussern Gehörgang; am häufigsten scheinen die Polypen des Trommelfells, namentlich die kleinen, knopfförmigen multipel aufzutreten.

Vorkommen. Ohrpolypen kommen im Ganzen nicht allzuhäufig vor, doch sind dieselben auch keineswegs zu den Seltenheiten zu zählen; eine bestimmte Zahlenangabe lässt sich aber kaum darüber machen, da eine wirklich verwerthbare Statistik der Ohrenkrankheiten zur Zeit eigentlich nicht existirt, und namentlich über das Kapitel der Polypen die Zuverlässigkeit derselben noch fraglich wird wegen der auseinandergehenden Ansichten über den Sitz derselben. So liefert Kramer eine Statistik über 1000 seiner Ohrenkranken, in der er bei chronischer Trommelfellentzündung ohne Continuitätsstörung, deren Zahl im ganzen 93 beträgt, 29mal, also 2,9% Polypenbildung fand; solche des äussern Gehörgangs sind gar nicht bemerkt. Andere statistische Berichte finden sich im Archiv für Ohrenheilkunde von Schwartze (I. 221. II. 100), der für 1863/64 unter 172 Erkrankungsformen an 142 Individuen 1 Polypen bei Otitis externa diffusa und 6 bei Otitis interna chronica, also im Ganzen 7, d. i. annähernd 4%, für 1864/65 auf 159 Erkrankungen 4 der ersten und 14 der zweiten Art anführt, in Summa 18=11⅓%. In dem Resumé Triquet's kommen auf 895 Kranke 10 Polypen des Gehörgangs, 43 der Paukenhöhle, Sma. 53=c.6%. Bei Wreden und Pagenstecher fehlen die Angaben, Gruber hat unter 936 Kranken 1 Fibroid des Meat. audit. ext. und 17 Polypen der Paukenhöhle, Sma. 18=2,8% beobachtet, Chimani unter 163 Kranken 49mal Otit. intern. und 8mal Polypen, also nahezu 5%. In den poliklinischen Journalen des Herrn Dr. Hagen fand ich unter 300, in der Zeit vom 18. Oct. 1867 — 24. Juni 1868 zur Untersuchung gelangten Individuen 10 mit Polypen verzeichnet, d. i. $3^1/_3$%. Die 3 Jahresberichte des Hrn. Dr. Hagen von 1864—67 ergeben bei 1384 Kranken, 30 Fälle von Polypen, d. i. ca. 2,2%. Fasst man diese verschiedenen Angaben zusammen, so bekommt man 4576 Kranke, 165 Fälle von Polypenbildung und einen Procentsatz von 3,65%. Doch ist ein grosser Werth auf diese Zahlen nicht zu legen.

Aetiologie: In Bezug auf die Entstehung der Ohrpolypen müssen wir zunächst unterscheiden die primär und die secundär oder als Complication auftretenden. Die erstern sind jedenfalls viel seltener, ihre Existenz mit Bestimmtheit vielleicht gar nicht nachweisbar, indem die meisten Polypen anfangs so wenig Symptome machen, dass wegen derselben kein Arzt befragt wird, und dann, wenn erst ein reichlicher Ausfluss, wie gewöhnlich der Fall, die Patienten veranlasst Hülfe zu suchen, die Unterscheidung nicht mehr möglich ist, ob der Polyp vor der Entzündung oder umgekehrt die Entzündung vor dem Polypen bestanden habe; ja selbst in Fällen wie der (Archiv II. 95.) von Schwartze muss man eher an ein Uebersehen eines geringen Ausflusses als ein gänzliches Fehlen desselben denken. Als Veranlassungen zur spontanen Entwicklung werden angeführt: directe Reize, wie der Missbrauch der Ohrlöffel und anderer ähnlicher Instrumente, fremde Körper im Ohre (und vielleicht noch mehr die zu ihrer Entfernung vorgenommen Operationen), Concretionen von Secreten, von Riedel in seinen Krankheiten des Ohrs und Gehörs, Leipzig 1832, eine Schärfe des Ohrenschmalzes, ausserdem die Unterdrückung von Hautausschlägen und gewissen Blutflüssen. Trotz dieser Auswahl von Ursachen bleibt aber doch die grössere Zahl der Fälle übrig, ohne dass sich eine bestimmte Veranlassung angeben lässt, wo also die Ursache als unbekannt zu bezeichnen ist. Für gewöhnlich aber haben wir es mit secundären Wucherungen zu thun, und zwar entwickeln sich die Polypen in Folge von chronischen, wie Kramer ausdrücklich betont, nie von acuten Entzündungen der Lederhaut des äussern Gehörgangs, des Trommelfells und zwar der ohne Continuitätsstörung einhergehenden und endlich des Mittelohrs; doch ist immer wohl festzuhalten, dass diese Entzündung möglicher Weise erst durch den Polypen hervorgerufen oder wenigstens unterhalten sein kann. Wir haben demnach als letzte Ursachen der secundären Polypenbildung ganz dieselben Momente anzuführen, welche jene chronischen Entzündungen veranlassen, also namentlich die acuten Exantheme: Scharlach, Masern — Pocken, die z. B. in dem Falle, den Fabrizius von Hilden operirte, die Ursache waren, jetzt natürlich seltener als früher — dann Typhus und typhoide Krankheiten, chronische Hautkrankheiten, besonders am Kopf, Erkältung, Verletzung, Scrophulose. Unter den 48 mir vorliegenden Fällen ist bei 24 eine bestimmte Ursache der eingetretenen Entzündung angegeben, danach war 8mal Scharlach, 6mal Masern, 3mal andere Exantheme, darunter einmal Porrigo (Toynbee) 1mal Verletzung, 1mal Scrophulose, 3mal Abscesse hinter dem Ohre, 2mal Erkältung die Ursache.

Das Alter scheint im Allgemeinen ohne Einfluss zu sein, wenigstens werden Polypen in jeder Lebensperiode beobachtet. Die von mehren Autoren angeführte Behauptung, dass Polypen angeboren vorkommen könnten, scheint durchweg nur auf einer Bemerkung Itard's zu beruhen, der einen solchen an einem mehre Monate alten Kinde sah, welcher möglicher Weise angeboren sein konnte, wahrscheinlich aber sich doch erst während des postfoetalen Lebens entwickelt hatte. Am häufigsten findet man Polypen zwischen dem 10. und 30. Jahre; es könnte dies Wunder nehmen, da die als die häufigsten Ursachen bezeichneten acuten Krankheiten viel mehr das frühere Kindesalter heimsuchen; allein man muss bedenken, dass eben chronische Entzündungen, und zwar vorzugsweis langbestandene den günstigsten Boden für Polypenentwicklung bilden. Unter den 48 Fällen ist bei 46 das Alter des Kranken bemerkt; dasselbe differirt zwischen $2^1/_2$ und 66 Jahren, und zwar kommen 5 Fälle auf das 1.—10. Jahr, 10 zwischen 10 und 20, 18 zwischen 20 und 30, 3 zwischen 30 und 40, 5 zwischen 40 und 50, 5 über 50 Jahr. Am auffallendsten wird das Verhältniss, wenn man die Fälle zwischen 15 und 25 Jahr herausnimmt, deren Zahl 25, also ca. $54^0/_0$ der Gesammtsumme beträgt.

Das Geschlecht anlangend, so fehlen in den statistischen

Berichten alle Angaben; unter 46 Fällen, bei denen ich das Geschlecht angegeben fand, waren 30 männliche und 16 weibliche Individuen, also die Zahl der Männer fast doppelt so gross als die der Weiber, was eigentlich zu verwundern, da doch die acuten Exantheme fast alle Menschen gleichmässig zu befallen pflegen. Dass die Polypenbildung gewissen Ständen vorzugsweis eigen sei, habe ich nirgends bemerkt gefunden, auch scheinen andere äussere Verhältnisse, wie Wohnung, Nahrung, Aufenthalt in feuchten Gegenden, feuchte Witterungen ohne Einfluss zu sein. Wichtiger erscheint die Beschaffenheit der Constitution, besonders wird schon von früher Zeit her die Scrophulose als begünstigendes, resp. ursachliches Moment angeführt, und wahrscheinlich nicht mit Unrecht, während der Nachweis eines Zusammenhangs mit Syphilis, Tuberkulose und Arthritis, den Einige behauptet haben, schwieriger zu liefern sein dürfte. Dass sich Ohrpolypen gleichzeitig mit Polypen an andern Körpertheilen entwickelt hätten, also dass es eine allgemeine Neigung zu Polypenbildung, eine „Polyposis" gäbe, darüber habe ich nirgends eine Andeutung gefunden, ebenso wenig ob die wichtigen Perioden im Geschlechtsleben des Weibes, Menstruation, Schwangerschaft und Involution irgendwie von Bedeutung sind.

Symptome: Bei der Betrachtung der verschiedenen Erscheinungen, welche die Polypen hervorzurufen im Stande sind, muss man von vornherein die Symptome der gleichzeitigen Entzündung und die durch den Polypen hervorgerufenen trennen. Wegen der erstern verweise ich auf die betreffenden Capitel der Lehrbücher. Ueber die eitrige oder sonstige Absonderung möchte ich nur erwähnen, dass sowohl die Oberfläche des Polypen als die Umgebung an derselben Theil nimmt, und dass dieselbe ohne Entfernung des Polypen nur selten beseitigt werden kann. Hier haben wir es nur mit den Erscheinungen zu thun, welche der Polyp unmittelbar hervorruft.

Objective Symptome. In den meisten Fällen wird sich dem untersuchenden Auge zuerst ein mit Eiter gefüllter Gehörgang darbieten, in der Tiefe ein Lichtreflex, der nicht immer pulsirt; nur in den Fällen, wo der Polyp den Meat. audit. extern. noch überragt, wird man sofort eine feuchte Geschwulst sehen, die röthlich, mit gelbgrauen übelriechendem Secret bedeckt, den Gehörgang mehr weniger vollständig ausfüllt. In solchen Fällen, wie z. B. in dem von Fabrizius Hildanus beschriebenen kann auch die Form des äusseren Ohres verunstaltet, seine Umgebung entzündlich geröthet, geschwollen und schmerzhaft sein. Sonst wird man meist das Ohr reinigen müssen, und bemerkt dann die Wände des Gehörgangs excoriirt, und das Gesichtsfeld ganz oder zum Theil von einer gelblichen oder rothen, mit bald glatter bald höckriger Oberfläche versehenen, verschieden consistenten, mit der Sonde umgehbaren, unter Umständen in die Höhe zu hebenden Geschwulst eingenommen. Jetzt sieht man auch in vielen Fällen in der Tiefe einen pulsirenden Lichtreflex. Vom Trommelfell ist entweder gar nichts oder nur ein peripherer Streif zu sehen; dieser, sowie die nach Entfernung des Polypen sichtbar werdenden Trommelfelltheile sind meist verdickt und verfärbt, von Gehörknöchelchen nur selten eine Andeutung, auch wenn der Polyp im äusseren Gehörgang wurzelte, indem jene Membran durch die beständige Eiteransammlung nach und nach an der Entzündung Theil nimmt. In andern Fällen ist der Gehörgang frei, nur fehlt Ohrenschmalz und auf dem vielleicht nur wenig veränderten Trommelfell sieht man perlenartige, halbe bis ganze erbsengrosse rothe Knöpfchen aufsitzen, von denen man nicht gleich sagen kann, ob sie nicht aus der Paukenhöhle hervorwuchern. Im letzteren Falle lässt sich aber gewöhnlich durch die Inspection oder durch andere bekannte Mittel das Vorhandensein einer Perforation nachweisen, wenn auch nur selten so eclatante Befunde vorkommen, wie in dem oben beschriebenen Falle pag. 22. Auch sind die aus der Paukenhöhle kommenden Wucherungen in den meisten Fällen ziemlich empfindlich gegen jede Berührung, was bei den übrigen nur sehr selten der Fall ist. Endlich werden die Patienten öfters angeben, dass im Verlauf der verschieden, oft Jahre lang dauernden Eiterung Blut mit aus dem Ohre gekommen sei, besonders nach unbedeutenden Insulten oder auch ohne jede directe Veranlassung, und man wird auch bei vorsichtigem Sondiren wohl selbst diese Beobachtung machen. Es ist dies schon lange bekannte Verhalten der Polypen sehr natürlich, da, wie wir gesehen haben, in allen sich mehr weniger reichliche Gefässe befinden; auffallend ist dagegen die Behauptung von Schmalz, dass manche Polypen sehr leicht und reichlich bluten, trotzdem aber absolut keine Gefässe besitzen sollen. Ein Theil der Blutungen ist aber wahrscheinich auch hier auf Rechnung der entzündeten und reichlich mit Gefässen versehenen Umgebung der Geschwulst zu schreiben, wie dies in hohem Grade bei den Uteruspolypen der Fall ist.

Die subjectiven Symptome, als Schmerzen, Schwerhörigkeit, subjective Geräusche, Gefühl von Druck, Schwere im Kopf, ferner Schwindel, Erbrechen und schlimmere Kopfsymptome sind in der Hauptsache darauf zurückzuführen, dass der Polyp gerade wie ein beliebiger fremder Körper den Gehörgang verschliesst und Druck auf die umgebenden Theile ausübt. Die Schmerzen können allerdings in vielen Fällen auch auf Rechnung der gleichzeitigen Entzündung kommen, indem nicht nur in den ersten, meist mehr weniger acut verlaufenden Stadien dergleichen stechender und ziehender Natur vorkommen, die nach dem Eintritt des Ausflusses etwas nachlassen, sondern auch im chronischen Verlauf die excoriirte Wand des äusseren Gehörganges oder die Paukenschleimhaut fortwährend gereizt wird. Es kommen aber noch Schmerzen ganz anderer Natur, mehr dumpf und betäubend, verbunden mit dem Gefühl von Schwere des Kopfes vor, begleitet von einem fortwährenden Druck gegen das ganze Schädeldach und von einem Angstgefühl, als wenn der Kopf zerspringen sollte. Diese Schmerzen sind nur auf die Verstopfung des Gehörgangs durch die Polypen und durch Druck auf das Trommelfell und die Paukenhöhle und die Zugänge zum inneren Ohr zu beziehen und werden durch die Entfernung des Polypen augenblicklich beseitigt. Auf dieselbe Ursache sind die subjectiven Geräusche hinzuleiten, die bald als Brausen, Sausen, Klingen oder Pochen auftreten, und wohl zum Theil nach Politzer ebenfalls als Reflexreizung des Acusticus, übertragen von den Quintusausbreitungen im äusseren Ohr aufzufassen. Daher ist es auch nicht zu verwundern, dass dieselben um so stärker zu werden pflegen, je näher die Geschwulst dem Trommelfell liegt. Desgleichen findet so der Umstand seine Aufklärung, dass diese Erscheinungen zu gewissen Zeiten exacerbiren, und zwar gewöhnlich mit dem Eintritt feuchter, kalter Witterung, indem die weichen Polypen zum Theil hygrometrisch sind, d. h. die Fähigkeit besitzen, in feuchter Luft anzuschwellen und so den Verschluss des Gehörganges vollständiger zu machen. Dasselbe Verhalten beobachtet man daher auch an der die Polypen constant begleitenden Schwerhörigkeit, ein den Kranken nicht am wenigsten lästiges Symptom. Jedoch wird dieselbe nur theilweis durch den Verschluss des Gehörgangs bedingt, am meisten noch in den verhältnissmässig seltenen Fällen, wo nach der Entfernung des Polypen die normale Hörfähigkeit wieder erlangt wird; ein gutes Theil der Hörverminderung ist vielmehr auf die gleichzeitige Entzündung und Desorganisation einzelner Theile, namentlich auf die Verdickung, resp. den totalen oder partiellen Verlust des Trommelfelles zurückzuführen. Endlich sind noch die Fälle zu erwähnen, bei denen in Folge von Polypenbildung in der Paukenhöhle schwerere Gehirnstörungen beobachtet wurden, so berichtet Schwartze (Archiv I. 147), dass in Folge von Eiterretention und Druck auf das Labyrinth durch mehre Polypen bedingt Schwindel, Erbrechen, fürchterliche Kopfschmerzen und selbst rechtsseitige Lähmung eingetreten waren, welche durch Entfernung von 3 der 4 vorhandenen Geschwülste beseitigt wurden, und anderwärts (Archiv I. 195), dass in einem Falle der Tod unter den heftigsten Hirnerscheinungen eintrat, und bei der Autopsie sich ergab, dass in Folge der Eiterretention durch einen Polypen die Entzündung vom inneren Ohr aus bis in die Schädelhöhle vorgeschritten war und zur Bildung eines wallnussgrossen Abcesses im Kleinhirn Veranlassung gegeben hatte; ähnlich ist auch der von Moos (pag. 289) erwähnte, von Hillairet mitgetheilte Fall.

Verlauf. Die Polypen haben meist ein langsames Wachsthum, doch können sie sich in einzelnen Fällen auch ziemlich rasch entwickeln, wie ein von v. Tröltsch (pag. 358) berichteter Fall beweist, in dem sich nach der Beseitigung der acuten Symptome einer exacerbirten chronischen Otit. interna mit Perforation innerhalb 6 Wochen ein Polyp entwickelt hatte, der den ganzen Gehörgang ausfüllte. Gewöhnlich aber entstehen sie im Verlaufe der chronischen Entzündung so langsam und ohne characteristische Erscheinungen, dass sie oft gar nicht bemerkt werden würden, wenn nicht die Kranken wegen des vielleicht etwas reichlicher gewordenen oder durch seine Hartnäckigkeit auffallenden Ausflusses veranlasst würden, beim Arzte Hilfe zu suchen; ist dies nicht der Fall, so wachsen die Polypen aus dem Gehörgang heraus und fallen dann den Kranken selbst oder ihrer Umgebung auf; meist sind dann auch Schmerzen, subjective Geräusche und eine bedeutende Abnahme des Gehörs hinzugekommen. Wie weit dies Wachsthum, wenn kein Einhalt gethan wird, fortschreiten kann, darüber fehlen die Erfahrungen; doch sind schon Fälle vorgekommen, wo durch die Grösse der Geschwulst Ausdehnung und förmliche Verstümmelung des äusseren Ohres herbeigeführt wurden. Eine spontane Rückbildung dürfte wohl noch nie beobachtet worden sein, hingegen berichten über spontane Abstossung Schwartze (Archiv II. 95), Kramer, Saissy und Toynbee. Immerhin dürften solche Fälle zu den Ausnahmen gehören und die Hoffnung auf einen solchen Ausgang nicht ein operatives Einschreiten verabsäumen lassen. Mit der Entfernung des Polypen ist aber noch nicht Alles abgethan, indem eines Theils die chronische Entzündung obgleich des sie fortwährend unterhaltenden Reizes beraubt, doch noch eine fortgesetzte, sorgfältige Behandlung verlangt, andern Theils sehr gern Recidive eintreten, namentlich da, wo eine gründliche Zerstörung der Wurzeln durch nachträgliches Aetzen durch die Räumlichkeit nicht gestattet wird, wie dies im Cavum tympani nicht selten der Fall ist; und so kann es sich ereignen, dass die Patienten, ohne längere Beobachtung bald grössere Beschwerden wieder haben wie vor der Operation.

Diagnose: Die Erkennung der Ohrpolypen geschieht mittelst des Gesichts und der Sonde. In den Fällen, wo die langbestehende Wucherung den Eingang des äussern Gehörgangs überragt, ist die Diagnose natürlich nicht mit Schwierigkeiten verbunden; wo dieselben aber tiefer sitzen, wie namentlich bei den kleinen Polypen des Trommelfells, bedarf es zur Erkennung einer guten Beleuchtung vermittelst des Ohrenspiegels nach vorhergegangener gründlicher Ausspritzung und Austrocknung des Gehörgangs. Das oben beschriebene Aussehen der Geschwülste, die Wahrnehmung deutlicher Grenzen lassen den Polypen meist schon durch das Gesicht erkennen, sicherer aber bedient man sich der Sonde, mit der man denselben zu umgehen sucht, um Aufschluss über den Zusammenhang mit den Wandungen des Gehörgangs, seine Beweglichkeit und seine Consistenz zu erhalten. Schwieriger dürfte in vielen Fällen die Beantwortung der Frage sein, von welchem Theile des Ohrs aus der Polyp sich entwickelt hat. Bei den Polypen des äusseren Gehörgangs lässt sich dies am besten mit der Sonde nachweisen, indem es hier nicht gelingt, in einer gewissen Tiefe denselben noch vollständig zu umgehen. Ist dies aber der Fall, so hat man es mit Wucherungen des Trommelfells oder der Pauke zu thun. Hier würde es nun, da Anamnese und Inspection nur selten Aufschluss zu geben vermögen, hauptsächlich auf zweierlei Weise möglich sein, über den Ursprung zu entscheiden; entweder durch den Nachweis einer Continuitätstrennung des Trommelfells oder durch die mikroskopische Untersuchung eines kleinen, zu diesem Zwecke vorläufig entfernten Stücks der Geschwulst. Da nämlich, wie Kramer nachgewiesen hat, Polypen auf einem durchlöcherten Trommelfell nur höchst selten vorkommen, vielmehr eine Verdickung desselben voraussetzen lassen, so dürfte man einen Polypen des Trommelfells dann mit ziemlicher Sicherheit ausschliesen können, wenn das Einblasen von Luft durch die Tuba die für die Perforation des Trommelfells charakteristischen auscultatorischen Erscheinungen ergiebt, oder wo durch den constanten galvanischen Strom nach den Erfahrungen des Dr. Brenner in Petersburg dieser Zustand des Trommelfells erwiesen wird. Die mikroskopische Untersuchung aber würde dann zur Unterscheidung dienen können durch den Nachweis gewisser Elemente, wenn durch hinreichende Untersuchungen sich ergäbe, dass sich von der Paukenhöhle und vom Trommelfell aus dieselben Gewebsformen mit einer gewissen Uebereinstimmung entwickeln. Verwechslungen können stattfinden nach Buchanan mit verdickten Ohrenschmalzdrüsen, die er aber selbst ebensowenig wie andere Autoren, die dieselben nicht erwähnen, jemals in Wirklichkeit gesehen zu haben scheint. Eher könnten kleine Furunkel des Gehörgangs Veranlassung dazu geben, doch wird hier theils die Anamnese, theils die trockne Oberfläche und die Schmerzhaftigkeit leicht Aufschluss geben. Schwieriger wird es sein, diejenigen Fälle zu erkennen, wo ein polypös entartetes ganzes Trommelfell ganz die Erscheinungen eines Polypen bietet; allein abgesehen von der ziemlichen Seltenheit, würde ein Irrthum wenig schaden, da die vollständige oder theilweise Entfernung eines solchen Trommelfells eher nützen als schaden würde. Weiter kann sich bei Entzündung der Paukenhöhlenschleimhaut dieselbe so hervorwulsten, dass sie das Aussehen eines Polypen bekommt. Hier wird es gut sein, einige Tage adstringirende Instillationen vorzunehmen, ehe man zur Operation schreitet, denn gewiss wird sich dadurch die Geschwulst verlieren oder so verkleinern, dass ein Zweifel nicht mehr obwalten kann. Eine Verwechslung mit Condylomen, die sich nach Moos bisweilen unmittelbar am Trommelfell entwickeln können, würde nach demselben Autor für die locale Behandlung auch ohne Nachtheil sein.

Endlich können am Ohre Krebse vorkommen, welche sich von der Schleimhaut der Paukenhöhle aus (Toynbee) oder von der Dura mater (Jones, v. Gaal) entwickelt haben. Für solche Fälle, wo eine Operation allerdings leicht Unheil anrichten kann, da es doch nie gelingen wird, die Geschwulst vollständig auszurotten, würden ein sehr rasches Wachsthum, häufigere Blutungen und die Anwesenheit anderer für Krebs sprechender klinischer Erscheinungen die Diagnose des Krebses bedingen. Das Vorhandensein einer geschwürigen Oberfläche, die unter andern auch den Fabrizius von Hilden veranlasst haben mag, die Geschwulst als Fungus scirrhosus zu bezeichnen, spricht nicht bestimmt für Krebs, da sich eine solche auch an den unschuldigsten Polypen, besonders an den nach aussen reichenden Stellen bilden kann.

Prognose. Die Prognose wird verschieden ausfallen müssen je nach dem Sitze der Polypen. Am günstigsten ist sie zu stellen für die vom äussern Gehörgang ausgehenden, indem dieselben nicht nur am leichtesten sich entfernen lassen, sondern auch für später eine völlige Wiederherstellung des Gehörs hoffen lassen, da besonders bei nicht allzulanger Dauer hier die tiefern Theile nur geringe Veränderungen erleiden. Hingegen bestehen bei Trommelfellpolypen constant Verdickungen, welche auch nach gründlicher Beseitigung und genügender Nachbehandlung noch beträchtliche Hörstörungen zurücklassen; hierbei ist auch noch zu bedenken, dass nach der Entfernung des Polypen zuweilen noch Perforationen eintreten können, die nicht immer wieder so rasch verheilen, wie der eine der oben angeführten Fälle beweist. Noch ungünstiger ist die Prognose für Polypen der Paukenhöhle, die einen vollständigen oder theilweisen Verlust des Trommelfells und der Gehörknöchelchen voraussetzen. Dass Polypen der Paukenhöhle zu Meningitis und überhaupt zu schweren Hirnstörungen Veranlassung geben können, ist aus den oben citirten Beispielen ersichtlich; auch ist nicht zu leugnen, dass dieselben oft mit Caries verbunden sind und dadurch eine ungünstigere Prognose geben; dass aber, wie Wreden in seinem Bericht meint, die Mehrzahl der mit Polypen der Paukenhöhle behafteten Individuen früher oder später an Meningitis oder Gehirnabscessen zu Grunde gehen, und dass bei diesem Leiden immer auch Caries irgend einer Wand der Pauke vorhanden sein soll, ist jedenfalls zu weit gegangen. Die Behauptung einiger älterer Autoren, wie Casper, dass manche Polypen, besonders die harten, Neigung besitzen sollen in Krebs überzugehen, ist wohl durch thatsächliche Beobachtungen nicht bestätigt. Abgesehen aber von dem Sitze liegen die Momente, welche die Prognose im Allgemeinen trüben, darin, dass die Schwerhörigkeit in den meisten Fällen nur zum Theil durch die Entfernung der Neubildungen beseitigt zu werden pflegt, dass alle Polypen grosse Neigung zu Recidiven zeigen, und zwar vorzüglich dann, wenn ein Fehler der Constitution als der Krankheit zu Grunde liegend angesehen werden muss.

Therapie. Eine Heilung der Polypen und der durch sie hervorgerufenen Zustände ist allein dadurch zu erreichen, dass man dieselben möglichst vollständig und bei Zeiten entfernt. Ein Bedenken gegen dieses Verfahren könnte nur in den Fällen aufsteigen, wo die Polypen von der Paukenhöhle ausgehend mit Caries verbunden sind, zumal hier eine Wiederkehr fast mit

Sicherheit zu erwarten ist. Allein, wenn man bedenkt, welche gefährliche Zufälle durch Verschluss des Gehörgangs und Eiterretention eintreten können, so wird man in den meisten Fällen auch hier zur Operation schreiten, denn es tritt dann, wie Moos sagt, eine Indicatio vitalis ein.

Die Anzahl der Mittel und Methoden für die Behandlung der Ohrpolypen, deren Endziel immer eine möglichst schonende und sichere Entfernung derselben war, ist eine überaus grosse; von dem Pterygotom des Paulus von Aegina und dem originellen Apparate des Fabrizius von Hilden an wurden fortwährend neue Instrumente erfunden und beschrieben, welche die verschiedenen Methoden des Austrocknens durch Medicamente, das Cauterisiren, das Abschneiden, das Abquetschen oder Abdrücken, das Ausreissen, das Zerquetschen oder Zermalmen und das Unterbinden ermöglichen oder erleichtern sollten. Die Ausführlichheit, mit welcher dieses Thema namentlich von den ältern Autoren behandelt worden ist, gestattet mir, dasselbe kürzer abzumachen. Nachdem einige dieser Methoden theils als zu unsicher oder zu langsam wirkend, theils als zu unpraktisch oder roh und gefährlich wieder aufgegeben worden sind, werden in der neueren Zeit fast nur noch das Abschneiden, das Abbinden oder Abschnüren und die Zerstörung durch Aetzmittel angewendet. Das Abschneiden empfiehlt besonders Kramer für Polypen des äussern Gehörgangs, denen man leicht beikommen kann; er bedient sich dazu einer auf die Fläche gebogenen Scheere oder eines gekrümmten Messerchens, während der Polyp mit der Pincette oder einem Häkchen gefasst wird. Die meist geringe Blutung pflegt durch Einspritzen von lauem Wasser oder von Adstringentien gestillt zu werden. Als mit meist noch geringerer Blutung verbunden und auch bei den tief gelegenen Polypen anwendbar verdient das Abbinden und Abschnüren vermittelst einer Schlinge von Stahl-, Kupfer- oder Silberdraht den Vorzug; am besten bringt man dieselbe an dem von Wilde angegebenen Polypenschnürer an, der auch dem von Kramer empfohlenen verkleinerten Levret'schen Instrumente vorzuziehen ist, namentlich auch den Vortheil bietet, dass man sogleich die vollständige Entfernung vornehmen kann. Bei sehr grossen Polypen kann es jedoch nöthig werden, die Geschwulst durch Abschneiden verschieden grosser Stücke erst zu verkleinern und zur Anlegung der Schlinge geeignet zu machen. Eine Beschreibung des Instrumentes und seiner Anwendung giebt namentlich v. Tröltsch, sowie Moos. Neuerdings hat Schwartze (Archiv IV. 1 pag. 7) die galvanokaustische Schlinge in eine zur Einführung in den äussern Gehörgang geeignetere Form gebracht und empfiehlt ihre Anwendung zur Entfernung solcher Polypen, die wegen der Festigkeit des Gewebes der Wilde'schen Schlinge Widerstand zu leisten im Stande sind.

Mit der Abschneidung der Geschwulst ist aber die Kur noch keineswegs beendet, da die nothwendiger Weise sitzenbleibenden Reste, sich selbst überlassen, sehr bald von neuem zu wachsen anfangen; man muss daher denselben nach Stillung der Blutung und Reinigung des Ohrs sofort mit dem Aetzmittel zu Leibe gehen, um sie vollständig zu zerstören; dazu wendet man am besten statt der andern leicht zerfliesslichen Mittel den Höllenstein an, dessen Einführung man sich auf verschiedene Weise erleichtern kann. Herr Dr. Hagen bedient sich einer knieförmig gebogenen Silbersonde, deren eines Ende, in geschmolzenen Höllenstein getaucht, sich mit einer hinreichend dicken Kruste bedeckt, um kräftig ätzend zu wirken, aber nicht befürchten lassen muss, durch Abbrechen eines Stücks die Wirkung nicht allein auf die beabsichtigte Stelle zu beschränken. Gleichzeitig muss auch gegen die noch bestehende Entzündung des betreffenden Muttergewebes in der entsprechenden Weise vorgegangen werden. Der Zerstörung durch das Aetzmittel kann man sich da bedienen, wo entweder die Polypen so klein sind, dass sie mit der Wilde'schen Schlinge nicht zu fassen sind, oder wo Unruhe und Aengstlichkeit der Patienten eine sichere Handhabung von Instrumenten unmöglich machen, was jedoch bei dem Wilde'schen Apparat nur höchst selten der Fall sein wird. In solchen Fällen, wo der Krankheit eine constitutionelle Ursache mit zu Grunde liegt, muss man natürlich auch in dieser Hinsicht mit einer zweckentsprechenden Behandlung vorgehen. —

Im gleichen Verlage erschien und ist durch jede Buchhandlung zu beziehen:

Praktische Beiträge
zur
Ohrenheilkunde
von
Dr. R. HAGEN,
Docent der Ohrenheilkunde an der Universität, praktischer Arzt und Ohrenarzt in Leipzig.

I. **Electro-otiatrische Studien.** Zwei Bogen gr. Octav. Geheftet. 8 Sgr.

II. **Der seröse Ausfluss aus dem äusseren Ohre nach Kopfverletzungen.** Zwei Bogen gr. Octav. Geheftet. 8 Sgr.

III. **Die circumscripte Entzündung des äusseren Gehörganges.** Zwei Bogen gr. Octav. Geheftet. 8 Sgr.

Leipzig, Druck von Giesecke & Devrient.

Leipzig, Druck von Giesecke & Devrient.

FSC
www.fsc.org
MIX
Papier | Fördert gute Waldnutzung
FSC® C083411

Zeitfracht Medien GmbH
Ferdinand-Jühlke-Straße 7
99095 Erfurt, Deutschland
produktsicherheit@kolibri360.de